COMO PERDER 10 LIBRAS DE PESO EN 10 DÍAS RÁPIDAMENTE

APRENDE A QUEMAR GRASAS SIN HACER MUCHO EJERCICIO, BAJA KILOS DE MANERA NATURAL, PARA SIEMPRE Y SIN REBOTE

ELIMINA GRASA ABDOMINAL Y CORPORAL DE MANERA RÁPIDA DESDE LA COMODIDAD DE TU CASA, SIN GYM

Jessy M. Brown

Primera Edición

Índice

Introducción

Bajar de peso puede ser una de las cosas más difíciles que una persona tiene que hacer. Al igual que el fumar, la comida es a veces una adición. Hay muchas razones por las que alguien puede tener sobrepeso. En la mayoría de los casos, se debe a la falta de ejercicio y a comer los alimentos equivocados. A menudo, la gente come en exceso por costumbre. Pueden escoger la comida de manera informal durante todo el día o comer bocadillos que les encanten. En algunos casos, una mujer acaba de tener un hijo y necesita perder el exceso de peso que ganó después de tener el bebé. Esto puede ser difícil ya que a menudo un nuevo bebé es agotador y angustiante para el cuerpo. Puede ser difícil perder peso después de dar a luz, especialmente si tiene otros hijos que cuidar.

Mis problemas con el aumento de peso no empezaron hasta que fui mayor. Fui un niño flaco toda mi vida e incluso en la adultez. Incluso después de tener a mis hijos, en mis 20 años, me las arreglé para bajar de peso usando sólo una dieta y un poco de ejercicio. Parecía ser uno de los afortunados que no tuvo que luchar con el peso, aunque vi a muchos de mis amigos y miembros de la familia tratando de quitar el exceso de peso. Me ayudó el hecho de que tuviera a mis hijos a una edad más temprana y que los tuviera separados por casi tres años - esto le dio a mi cuerpo la oportunidad de volver a ponerse en forma cada vez.

Recuerdo que cuando cumplí 30 años, empecé a sentirme como si estuviera engordando y lo estaba haciendo. Un amigo me dijo que después de los 30 años, el peso era más difícil de perder, así que me inscribí en un gimnasio. Volví a ponerme en forma. De hecho, una buena dieta y ejercicio me hizo adelgazar más de lo que estaba en la escuela secundaria. A pesar de que muchas personas sentían que con 1,70 metros y 118 libras, yo estaba demasiado delgada.   Con el paso de los años, poco a poco fui recuperando el peso. Después de llegar a los 40 años, empecé a ver que era aún más difícil bajar de peso. Fui a otro gimnasio, me subí a una báscula y vi que pesaba 155 libras. Esto era más de lo que pesaba cuando di a luz a mi hija.

Era más difícil bajar de peso después de los 40, pero me las arreglé. Luego cumplí 45 años y se hizo aún más difícil. Durante dos años, no tuve sobrepeso, pero no estaba contenta con mi apariencia. Ya no me calzaba los pantalones cortos ni los vaqueros y me puse faldas elásticas todo el tiempo para ocultar el exceso de peso. Me quitaría algo de peso, pero luego, durante los meses de invierno, especialmente durante la temporada de fiestas, volvería a subir. Después de la última temporada de fiestas, me di cuenta de que había llegado a los 145 años, principalmente debido a que comía alimentos que eran deliciosos, pero que no eran buenos para mí. Un estilo de vida sedentario que tenemos a menudo durante los meses de invierno también jugó en este hecho.

Este verano, sin embargo, estaba decidida a perder el peso que había ganado y a volver a ponerme mis pantalones cortos que habían estado descuidados durante dos veranos. Esta vez, sin embargo, decidí investigar un poco sobre la pérdida de peso y ver qué planes funcionaban mejor. Naturalmente, quería despegar lo más posible de peso en el menor tiempo posible. Pude perder 10 libras en 10 días usando algunos de los consejos de este libro. A través de la dieta y el ejercicio, entonces me quité las 9 libras restantes que eran un poco más que mi objetivo de pérdida de peso y ahora encajan en mis pantalones cortos.

Bajar 10 libras en 10 días no es tan difícil como usted piensa. Ya sea que usted sólo quiera empezar una dieta o si está buscando una manera de deshacerse de algún peso de vanidad, los métodos en este libro que discuto son seguros y funcionarán para usted. También exploro algunas formas inseguras en las que algunas personas le dirán que trabaja con la pérdida de peso y por qué no debería probarlas tan bien como su peso ideal para su estatura y edad.   Muchas personas, especialmente las mujeres, tienden a tener una visión distorsionada de sus cuerpos y de lo que deben pesar. Es por eso que antes de intentar perder peso, no sólo debe tener una meta en mente, sino que también debe asegurarse de que esta meta sea una meta saludable que lo haga lucir y sentirse mejor, así como más saludable, sin lucir demacrado.

Una vez que aprenda a perder peso en este libro, también sabrá cómo mantenerlo. Además de enseñarle cómo perder 10 libras en 10 días, este libro también le enseña cómo llevar un estilo de vida más saludable, sin tener que ir al gimnasio, comprar alimentos especiales o gastar dinero. Después de perder las 10 libras, se sentirá mucho más capacitado sobre su cuerpo y su salud.   Incluso si usted tiene más peso que perder, este es un buen comienzo para quitarle ese peso y mantenerlo.

Muchos programas de pérdida de peso le dirán que sólo debe perder 2 libras a la semana si está a dieta. La razón por la que te dicen esto es muy simple - quieren que sigas yendo al programa para que puedas seguir pagando. Si continúa siguiendo los ejemplos expuestos en este libro, no sólo podrá perder 10 libras en 10 días, sino que también podrá seguir perdiendo peso a un ritmo acelerado.

Lo que debes hacer y lo que no debes hacer con tu nutrición

La dieta es el aspecto más importante de la pérdida de peso. Lo que comes se ve en todo tu cuerpo. Aquellos que te dicen que puedes tomar una píldora mágica y comer toda la basura que quieras y aún así perder peso te están mintiendo para vender píldoras, que por lo general son peligrosas.

Si realmente quiere perder peso, hay ciertos alimentos que puede comer, y ciertos alimentos que no debe comer. Esto no significa que no tengas que comer nada más que comida de conejo, pero sí significa que tienes que dejar de comer ese Big Mac con papas fritas.

Este libro entero podría estar compuesto de alimentos que usted no debe comer cuando está a dieta. Hay muchos alimentos que son deliciosos, pero no son buenos para usted, ya que son altos en grasa o azúcar. Me voy a concentrar en los alimentos que probablemente comerá para darle algunas cosas que debe y no debe hacer con su dieta.

Alimentos que se deben evitar

Los siguientes son alimentos que usted debe evitar cuando está tratando de perder 10 libras en 10 días, o en cualquier momento que esté cuidando su peso. De hecho, estos alimentos son buenos para evitar... y punto:

- Comida rápida
- Comidas fritas

- Productos marcados con bajo contenido de grasa o dieta
  - Cookies
  - Dulces
  - Pasteles y otros dulces
  - Alimentos congelados

Tenga en cuenta que esta lista no incluye palabras como "carbohidratos" o "grasas trans". Esto se debe a que hacer dieta para perder peso no es un plan complicado. Usted no tiene que eliminar todos los alimentos que come o comer sólo proteínas, aunque debe aumentar su consumo de proteínas. Sólo tienes que evitar los alimentos que son saboteadores de la dieta.

Comidas rápidas

Las comidas rápidas son usualmente fritas, grasosas, altas en grasa, altas en azúcar, procesadas con químicos o altas en sodio. La primera cosa que usted quiere evitar cuando está buscando una manera de perder peso son las comidas rápidas. Eso significa cualquiera de ellos. Muchos de ellos se disfrazan de "alimentos saludables". No lo son. Para que los gigantes de la comida rápida como McDonald's puedan ofrecer ensaladas, tienen que poder comprar los ingredientes para que puedan ser almacenados y distribuidos por todo el país. Esas "ensaladas dietéticas" a menudo contienen más calorías que algunos de los sándwiches, especialmente si se añade el aderezo, que suele ser alto en grasa y azúcar.

Llévate tu almuerzo. Incluso si usted toma un sándwich de mantequilla de maní de su casa, todavía está obteniendo menos calorías de las que obtendría si comiera en restaurantes de comida rápida. En realidad, la mantequilla de maní, aunque es grasa, es muy buena para usted ya que es una buena fuente de proteínas. Simplemente no quieres exagerar.

Una de las primeras cosas que usted necesita hacer si va a perder 10 libras en 10 días es renunciar a la idea de comer afuera. Evite el panecillo que le dan por la mañana y el almuerzo que come en un restaurante de comida rápida por la tarde. Tome su almuerzo durante 10 días y verá una diferencia en su peso.

Cuando quise perder peso en el pasado, lo primero que hice fue eliminar a McDonald's de mi dieta. Antes me gustaba McDonald's, pero sabía que un Big Mac, una orden de papas fritas y una Coca-Cola tenían más contenido calórico que el que mi cuerpo necesitaba para una comida (ese menú típico tiene 1300 calorías). Nunca me gustó mucho contar calorías y prefiero hacer cosas simples, pero sabía que las calorías que consumía en la comida rápida eran más que las que consumía en los alimentos que traía de casa y no me llenaban realmente. Haga que comer comida rápida sea lo primero que elimine si está tratando de bajar de peso.

No se deje engañar por los anuncios de Subway que dicen que puede perder peso comiendo sus alimentos. Consisten en carnes procesadas y quesos que tampoco son buenos para usted. Para que la comida rápida sea producida en masa tal como es, tiene que ser tratada con productos químicos. Si quieres un sándwich de verduras, hazlo en casa y tráelo al trabajo.

Alimentos fritos

Los alimentos fritos son deliciosos. Incluso los bichos sabrían bien si estuvieran fritos. Pero los alimentos fritos tienen un alto contenido de grasas, por lo general insaturadas. Mientras que muchos restaurantes se están deshaciendo de las grasas trans en sus alimentos, debido a las demandas de la FDA y otras autoridades legales, los alimentos fritos son altos en grasas y no son buenos para ninguna dieta. También son altos en calorías. Coma alimentos asados a la parrilla o a la barbacoa si desea perder peso y mantenerse alejado de cualquier cosa frita.

Muchas personas comen alimentos fritos porque son baratos y llenan. Pero los alimentos fritos son una de las principales razones por las que la gente engorda en primer lugar. No te ofrecen el valor nutricional que necesitas para tu cuerpo y el poco valor que tienen se ve disminuido por el hecho de que estén fritos. Cuando cocine, use una parrilla George Foreman para hacer carnes e incluso verduras a la parrilla. Si tiene que usar algún aceite para que los alimentos no se peguen, use Aceite de Oliva Virgen Extra.

Productos marcados con bajo contenido de grasa o dieta

Muchas personas piensan que pueden comer los llamados alimentos de "dieta" cuando están a dieta. Las tiendas están llenas de estos alimentos que por lo general están cargados de productos químicos y a menudo no son mejores para usted que los alimentos regulares. Por ejemplo, Cheezits - uno de mis bocadillos favoritos de todos los tiempos. Hay una variedad de Cheezits baja en grasa que en realidad prefiero a los Cheezits normales. Sin embargo, si usted mira el contenido de grasa y calorías, verá que no hay mucha diferencia.

Los snackwells son iguales. Estas son galletas y pasteles bajos en grasa. Lo que la gente no se da cuenta es que usualmente terminan comiendo más de estos alimentos porque sienten que son alimentos "dietéticos". Los alimentos que son dulces y marcados por ser un alimento dietético contienen un sustituto del azúcar (uno de los muchos más recientes) que es peor para usted que el azúcar real.

La gente tiende a consentirse excesivamente con los bocadillos y alimentos bajos en grasa o dietéticos que están ahí fuera, pensando que se están saliendo con la suya. Mientras que usted puede reemplazar sus alimentos regulares con alimentos bajos en grasa, usted tiene que estar consciente de las sustancias químicas que los alimentos pueden contener, así como del hecho de que no son mucho más bajos en calorías. Si usted tiene un antojo de Cheezits, tenga sólo una pequeña porción del tipo bajo en grasa, pero no sienta que debido a que son bajos en grasa, usted puede comerse la caja entera.

Usted está mejor teniendo alimentos reales en su casa que aquellos que están marcados como bajos en grasa o dieta, ya que no se sentirá tentado a comer en exceso que sabotee su dieta.

Galletas, dulces, tortas y otros dulces

Manténgase alejado del azúcar si desea perder 10 libras en 10 días. El azúcar es una de las principales razones por las que las personas aumentan de peso. Muchas personas son golosas y no pueden dejar de comer estos alimentos. El azúcar se procesa a través del sistema muy rápidamente. Es duro para los órganos digestivos y hace que trabajen muy duro para procesar los alimentos para su eliminación. El azúcar permanece en el torrente sanguíneo y se convierte en grasa. Aunque puede ser difícil para cualquier persona que le guste lo dulce dejar de comerlo, es esencial que lo haga si quiere perder peso.

Los dulces no ofrecen ningún valor nutricional. No hacen nada para ayudar a su cuerpo y se consideran calorías vacías. Los estás comiendo para nada y aparecen como grasa en tu cuerpo. Algunas dietas le dicen que evite todos los alimentos que contienen carbohidratos simples, como el pan. Pero mientras que los panes tienen valor nutricional y al menos llenan, los dulces no ofrecen nada. Nada más que calorías que se acumularán en su cuerpo.

Alimentos Congelados

Cocina Lean? No se moleste.
Manténgase alejado de todos los
alimentos congelados. Están cargados de
sodio. Tienen que estar cargados con
sodio para poder conservarlos. El sodio
también hará que retenga agua y
dificultará su capacidad para perder peso.
Si usted piensa que los alimentos
dietéticos que ve en el pasillo de los
alimentos congelados son su respuesta
cuando se trata de perder peso, piense de
nuevo.   No sólo tienen porciones
excesivamente pequeñas, sino que el
contenido de sodio niega las bajas calorías
de estas comidas.

Al cocinar en casa y comer alimentos
reales, usted puede terminar no sólo
perdiendo el peso que desea perder, sino
también comiendo de manera más
saludable Evite las comidas rápidas, fritas,

dulces, alimentos dietéticos y alimentos congelados si desea perder peso.

Alimentos para comer

Cuando busque alimentos para comer en su dieta, busque alimentos naturales. También tenga cuidado al cocinarlos. También debe aumentar su consumo de proteínas para que su cuerpo queme más calorías.

Una comida importante que no quiere perderse es el desayuno. Usted debe comer proteínas para el desayuno cuando quiera perder peso rápidamente ya que esto aumentará su metabolismo y hará que empiece a quemar grasa temprano en el día. Los alimentos para desayunar deben ser ricos en proteínas, pero no deben contener azúcar. Manténgase alejado de las llamadas barras de proteína.

Los huevos duros, las carnes asadas y los granos enteros son una buena opción para el desayuno. Un huevo hervido o escalfado también es una buena opción cuando se trata de alimentos tempranos porque los huevos son una buena fuente de proteínas. Los huevos tienen una mala reputación por ser altos en colesterol, aunque esto no es cierto. Las claras de huevo son una buena fuente de proteínas y mientras no estén fritas, son una buena elección para el desayuno.

Las ensaladas son buenas para el almuerzo. Puede probar un aderezo bajo en grasa, aunque puede hacer fácilmente su propio aderezo para ensaladas. Use Aceite de Oliva Virgen Extra y Vinagre Balsámico y agregue hierbas como Orégano y Albahaca al aderezo y será bajo en grasa y no contendrá

conservantes. Las verduras a la parrilla
también son una buena opción para el
almuerzo.

Usted quiere agregar proteína a su
dieta, pero no mucha grasa. La pechuga
de pollo es una buena fuente de proteína
y si la asas, obtendrás los beneficios de la
proteína sin la grasa. El pescado es
también una excelente fuente de
proteínas, al igual que la carne roja. Una
hamburguesa sin pan, por ejemplo, que
ha sido asada a la parrilla, le dará la
proteína que necesita para el día.

Si te gustan los dulces, come fruta.
Aunque las frutas tienen azúcar, a
diferencia de los dulces, proporcionan a su
cuerpo los nutrientes que usted necesita.
Las verduras también son esenciales para
una dieta saludable. Usted puede comer
vegetales como el apio y las zanahorias
todo el día - tienen un mínimo de calorías

y en realidad gasta más calorías para masticar estos vegetales de las que contienen.

En la mayoría de los casos, los alimentos que se deben comer cuando se intenta bajar de peso son de sentido común. Si usted sabe de qué alimentos debe mantenerse alejado, debe saber qué alimentos debe comer. Cocinar los alimentos es muy importante. Usted debe cocinar en casa en lugar de salir a comer afuera y tener cuidado con los aceites y condimentos que usa. Las sustituciones simples, como las hamburguesas que se hacen en casa o las pechugas de pollo, para el almuerzo en lugar de un sándwich de comida rápida, pueden tener un impacto tremendo cuando se trata de perder peso. La sustitución de la fruta en lugar de comer pasteles también hará la diferencia.

Coma tres comidas al día y no coma por la noche. Usted puede comer vegetales crudos entre comidas. Usted encontrará que al seguir este plan de dieta, no sólo perderá peso con éxito, sino que también se sentirá mejor.

Una cosa que usted tiene que recordar es comer sólo hasta que ya no tenga hambre. En lugar de rellenarse hasta que ya no pueda comer más, coma hasta que ya no tenga hambre. Cuando tenga una sensación de hambre, coma algo que no sea uno de los alimentos que deba evitar y espere 20 minutos antes de volver a tomar un refrigerio. A menudo, la señal de que ya no tenemos hambre de viajar hasta el cerebro tarda algún tiempo. Usted no necesita pasar hambre para perder peso. Usted puede hacerlo e incluso estar más saludable al mismo tiempo si sigue este tipo de dieta.

El té verde... ¿Funciona?

Se ha hablado mucho sobre el té verde y cómo puede funcionar para las dietas. ¿Funciona el té verde para ayudarle a perder peso? Sí. Siempre y cuando sea un té verde casero, no endulzado. Si usted piensa que puede beber galones de té verde endulzado y perder peso, piense de nuevo.

El té verde tiene beneficios para la salud que no se encuentran en el té negro. En general, el té es una bebida que es buena para usted. Hay cientos de tés diferentes y muchos tés verdes de diferentes sabores. Puedes tomar té verde con cafeína o sin cafeína. Esto actúa como un diurético y limpiará el sistema. Bebo té verde todo el día y he logrado mantener mi peso después de perder el peso que quería perder mientras volvía a mi dieta regular.

Mientras que el agua funciona bien como diurético, el té verde es más estimulante. Hablando de alguien que ha probado ambos, el té verde funciona mejor cuando se trata de bajar de peso que cuando se trata de beber agua pura. Bebo té verde descafeinado que preparo yo mismo. Usted termina visitando el baño a menudo cuando toma té o agua durante todo el día, pero también se las arregla para limpiar su sistema y mantener el peso.

Usted debe buscar el té verde en bolsas o suelto que puede preparar en casa. Uno de los aspectos más agradables del té verde es que se puede beber caliente o frío. Es fácil hacer té verde helado incluso sin una máquina de té. Sólo necesitas bolsas de té, un recipiente y agua hirviendo. Ponga las bolsitas de té en el recipiente, añada el agua hirviendo y déjela reposar durante unos cinco minutos. Luego llene el resto del recipiente con agua fría y retire las bolsas de té. Refréscalo y tendrás té helado que podrás beber todo el día.

Usted puede encontrar sabores de té verde en la tienda de comestibles que no contienen calorías. El té verde natural, sin embargo, es el que mejor funciona. Usted no debe agregar el azúcar al té pues esto derrotará el propósito en beberlo.

Si no le gusta el sabor del té verde sin azúcar, entonces beba agua. Encontrará que se quita el peso del agua, que suele ser de unas cinco libras, bebiendo abundante té verde o agua durante todo el día. No sólo le ayudará a perder peso, sino que también lo mantiene lleno.

Tiende a querer comer menos cuando bebe bebidas sin azúcar durante todo el día. Por el contrario, las bebidas endulzadas, incluso las que se hacen con edulcorantes artificiales, te dan ganas de comer más.

Manténgase alejado de los tés verdes enlatados o los que se venden en las tiendas que ya están preparados. No le permitirán perder peso, pero también pueden contribuir a que aumente de peso. También puede hacer "té del sol" poniendo las bolsas de té en agua fría y poniendo el recipiente a la luz del sol. Se prepara naturalmente durante todo el día y el sabor es a menudo mejor que si se hace con agua hirviendo.

Hay los tés verdes de la dieta que están en el mercado que se supone que le permiten perder más peso. Estos tés dietéticos suelen estar muy concentrados en cafeína. Usted puede obtener los mejores efectos, sin los nervios que obtiene por tomar demasiada cafeína, tomando té verde regular.

Si usted toma té verde con cafeína, cambie a té verde descafeinado a medida que pasa el día para que no se mantenga despierto por los efectos de la cafeína. Es posible que desee cambiar su bebida de la mañana de café a té verde para que pueda tener una ventaja en el día. Aunque ambos contienen cafeína, la cafeína del café es más potente que la del té verde y menos diurética.

"Píldoras mágicas" para adelgazar

Hay muchas píldoras dietéticas en el mercado. Hacen todo tipo de promesas, la mayoría de las veces es que usted puede comer lo que quiera y perder peso por arte de magia al consumir estas píldoras. Tales píldoras dietéticas se han vendido durante años y la mayoría de ellas, a través de los años, han sido prohibidas en los Estados Unidos después de que las personas murieron o se enfermaron gravemente después de tomarlas.

A menudo, las píldoras dietéticas no son más que estimulantes. Las píldoras dietéticas de venta libre suelen ser tabletas de cafeína. Pueden causar un latido rápido del corazón e incluso llevar a

consecuencias más serias para aquellos
que los toman. Hay las píldoras de dieta
que bloquean la grasa que eran muy
populares hace unos años. La mayoría de
ellos han sido prohibidos. De hecho, no
suele tardar unos años desde el momento
en que se introduce una píldora dietética
como la cura milagrosa para la obesidad
en el mercado y el momento en que se
prohíbe porque causa enfermedad
hepática o cáncer.

Usted puede perder peso sin tener que
tomar ninguna píldora para adelgazar.
Nunca tomé ninguna píldora para
adelgazar porque conocía a gente que lo
hacía y tenía problemas para tomarlas.
Tomar píldoras dietéticas es similar a
tomar cocaína para perder peso. En
realidad estás sacrificando tu salud para
tratar de ser más delgado.

¿Por qué quieres perder peso? Hay dos

buenas razones para perder peso. Lo primero y más importante es que es más saludable no tener sobrepeso. La obesidad puede causar muchos problemas de salud, especialmente enfermedades cardíacas y diabetes. Por lo tanto, es naturalmente más saludable mantener un buen peso.

La segunda razón es que quieres verte bien. Pero también quieres lucir saludable. Usted quiere bajar de peso de una manera saludable que haga que su cuerpo se sienta más fuerte y saludable y que también aumente su autoestima. Cuando usted despega 10 libras en 10 días, se sentirá muy capacitado y en control de su cuerpo, incluso si usted tiene más peso para usar.

Pero usted nunca quiere comprometer su salud si quiere perder peso. La verdad es que no existe ninguna "píldora mágica" que pueda hacer que pierdas peso. Muchas de las píldoras para adelgazar no funcionan y son sólo una forma de quitarle el dinero. Muchos son simplemente tabletas de cafeína que le darán una sensación muy desagradable de un corazón acelerado (imagínese tomar 6 tazas de café a la vez - así es como se siente cuando toma las píldoras de la dieta). Algunos de ellos son francamente peligrosos y todavía se comercializan en línea, aunque están prohibidos en los Estados Unidos y en otros países.

Por supuesto, algunas de las píldoras para adelgazar son sólo laxantes. Aunque es importante evacuar diariamente para perder peso y mantenerlo bajo, los laxantes pueden sobrecargar su tracto digestivo. Si necesita laxantes, tómelos según las instrucciones. Pero nunca use laxantes o laxantes disfrazados de píldoras dietéticas para perder peso.

Los que comercializan píldoras dietéticas lo hacen a un público desesperado. Las personas que están desesperadas por perder peso querrán creer que pueden perder peso por arte de magia sin tener que sacrificar nada de lo que están haciendo actualmente.

Los fabricantes de estas píldoras le dirán a la gente cualquier cosa que quieran escuchar, incluyendo que las píldoras están hechas de ingredientes herbales y que las compañías farmacéuticas tienen una gran conspiración con la FDA para mantenerlos fuera del país. Esto no es cierto. Si las drogas están prohibidas por la FDA, entonces eso las hace bastante malas. Especialmente cuando se consideran los efectos secundarios de muchos de los medicamentos aprobados por la FDA.

Ahorre su dinero y su salud y manténgase alejado de cualquier píldora que le prometa resultados que parezcan demasiado buenos para ser ciertos. Algunos anuncios de estas píldoras prometen que le permitirán perder 10 libras en 3 días. Esto es muy poco saludable. Usted puede perder 10 libras en 10 días fácilmente siguiendo los planes saludables descritos en este libro (que es una libra al día), pero perder 10 libras en 3 días sería una pérdida de peso dramática (si funcionara) e insalubre.

Encima de eso, lo más probable es que usted no mantenga el peso en absoluto. Si sigue los ejemplos de este libro, no sólo perderá las 10 libras que desea perder, sino que también las mantendrá alejadas.

"Limpiadores Corporales "

Usted probablemente ha visto los muchos anuncios de limpiadores corporales que también se utilizan para la pérdida de peso. Éstos se componen generalmente de agua mezclada con algunas hierbas que se supone que limpian su sistema y le permiten perder peso. Muchos de estos limpiadores corporales se venden a partir de $50. Ahorra tu dinero.

La forma en que los limpiadores del cuerpo, o desintoxicantes como también se les llama, funcionan es hacer que usted beba una solución y luego la siga con dos vasos grandes de agua. Usted puede obtener el mismo efecto tomando un vaso de té verde y luego siguiéndolo con dos vasos de agua. Usted irá al baño repetidamente y vaciará su sistema.

Enjuagar su sistema es bueno para la pérdida de peso, pero usted no quiere exagerar, y ciertamente no quiere gastar mucho dinero en agua. Si usted está interesado en esta forma de pérdida de peso, puede usar un desintoxicante una vez cada pocos días que se haga usted mismo. Usted puede agregar ingredientes herbales como la pimienta de limón al agua y beberla. Pero el té verde es mucho más agradable.

Existe algo así como beber demasiada agua. Usted no quiere sobrecargar su sistema con agua de forma regular, ya que es malo para los riñones. Usted debe tomar de 6 a 8 vasos de té verde o agua al día para perder peso o mantener la pérdida de peso. Beber demasiada agua puede ser muy difícil para los riñones.

Al igual que las píldoras dietéticas, los limpiadores corporales se venden al público como la forma mágica de perder peso sin intentarlo. Muchos de estos limpiadores se venden para desintoxicar supuestamente el cuerpo contra las toxinas y también las drogas que usted puede estar tomando. Usted puede obtener la misma desintoxicación por beber líquidos no endulzados y agua.

Mientras que puede ser frustrante cuando usted está tratando de perder peso y es posible que desee llegar a algo que le permitirá hacer esto más fácil, usted está perdiendo su dinero y su tiempo mediante la compra de productos de limpieza corporal para bajar de peso. Una vez más, no existe una forma "mágica" de perder peso. Adelgazar 10 libras le llevará 10 días si sigue este régimen saludable. Funcionará y, lo que es más, se sentirá más saludable. La única cosa que será más pesada en usted

será sus bolsillos del dinero que usted
ahorró de caer presa a los productos que
se diseñan para ésos con más dinero que
sentido.

Dejar de comer no te hará perder peso

Una de las maneras en que solía hacer dieta todo el tiempo es excepcionalmente poco saludable. Hacía esto a menudo a los 40 años y me preguntaba por qué no podía perder más de 5 libras. Esto se llama "dieta de inanición".

Un amigo mío me explicó que no sólo es la dieta de hambre una forma peligrosa de hacer dieta, sino que también es ineficaz. La dieta de inanición es justo lo que parece - no comer. O comer un pedazo de pan todo el día. Naturalmente, esto no es saludable para ti, pero la gente lo hace de todos modos. La razón por la que la gente usa la dieta de inanición es porque están desesperados por perder peso y sienten que al no consumir calorías, bajarán de peso.

Usted puede perder peso, naturalmente, muriéndose de hambre. Pero te llevará mucho tiempo. Encima de eso, usted será insalubre y se sentirá enfermo. Se sentirá débil y cansado todo el tiempo. Puedes desmayarte. Una mujer en un pueblo a pocos kilómetros de distancia mató a un niño en bicicleta porque se desmayó al volante de su auto después de seguir una dieta de inanición.

Cuando me moría de hambre, podía bajar cinco libras de inmediato. Sin embargo, esto es normal en la pérdida de peso. Este es el peso del agua y se desprenderá sin importar el tipo de dieta que usted pruebe. Entonces me frustraba porque ya no podía despegar más peso. Esto se debió a que mi metabolismo se había detenido, sólo que no lo supe hasta años después.

Para quemar la grasa de tu cuerpo, necesitas tener un metabolismo saludable. Su metabolismo es lo que quema las calorías. Para que su metabolismo funcione correctamente, necesita combustible. Es como una máquina, sin combustible, se apaga. Así como su coche no funciona sin gasolina, su metabolismo no funciona sin comida.

¿Qué pasa cuando tu metabolismo se apaga?

Cuando su metabolismo se apaga, su cuerpo entra en "modo de inanición". Tu cuerpo es inteligente, mucho más de lo que crees. Cuando el cuerpo siente que no está obteniendo combustible, comienza a apagarse, al igual que una máquina. Esto significa que todo comienza a apagarse, incluyendo su sistema inmunológico.

Usted no quema calorías cuando su metabolismo se apaga. Usted termina quedándose en un punto muerto cuando se trata de perder peso. También descubres que tu sistema inmunológico se apaga. Por eso siempre me sentía mal cuando intentaba morirme de hambre.

Las dietas de inanición no funcionan y son muy poco saludables. Mientras que usted puede pasar del modo de inanición y eventualmente comenzar a perder peso, lo estará haciendo en gran riesgo para su salud. A menudo, este tipo de pensamiento y método de dieta lleva a la anorexia, una condición que hace que alguien tenga una visión distorsionada de su cuerpo y sienta que si come algo, se volverá gordo. Este es un trastorno psicológico que puede ocurrir cuando alguien se siente en control, quizás por primera vez, de su peso. Llevará a un cierre completo de los órganos y a la muerte.

Hay otra razón por la que las dietas de inanición no funcionan. Después de un tiempo, cuando tu cuerpo pida comida a gritos, empezarás a sentirte como si estuvieras muy débil y lo más probable es que cedas a la tentación. Usted probablemente se atiborrará de algo que no es bueno para usted. Entonces podrías intentar morirte de hambre de nuevo. Esto se conoce como atracón compulsivo y a menudo produce el efecto contrario. En realidad ganaste el peso que perdiste y algo más. Además de eso, usted está tomando riesgos con su salud de esta manera.

Usted puede perder peso en 10 días. No tienes que morirte de hambre para hacerlo. De hecho, si te mueres de

hambre, no perderás las 10 libras, pero probablemente unas cinco libras.
Entonces te sentirás enfermo y débil y lo más probable es que te disgustes con todo y comas, ganes el peso que perdiste y luego algo más.

Cuidado con lo que bebes!

Solía trabajar con una mujer que se quejaba de que no podía perder peso. Ella estaba haciendo todas las cosas correctas - comiendo los alimentos correctos y haciendo ejercicio constantemente. De hecho, parecía comer menos que yo y definitivamente, según sus cuentas, hacía más ejercicio que yo, pero aún así no podía perder peso. Me imaginé que sólo tenía un metabolismo bajo y que el mío era más alto. Luego, una noche después del trabajo, cuando nuestro grupo salió a cenar, vi por qué no estaba bajando de peso.

Después de su cuarto cóctel, dijo que estaba bebiendo más de lo que estaba acostumbrada. Aparentemente, bebía unos cuantos cócteles por la noche, todas las noches. De hecho, todos en el departamento sabían que a esta mujer le gustaba beber menos yo. Por eso no estaba bajando de peso.

Cuando usted está a dieta para tratar de bajar de peso, a menudo se concentra en los alimentos que está comiendo. Esto es bueno - usted necesita tener cuidado con lo que come cuando está tratando de bajar de peso. Pero también hay que tener cuidado con lo que se bebe.

Cada vez que quería perder cinco libras en una semana sin ponerme realmente a trabajar, me saltaba la crema y el azúcar de mi café. Esta simple cosa me permitió perder peso. No puse tanta azúcar en mi café ni en mi crema. Pero me di cuenta de que el azúcar es realmente un enemigo de aquellos que están tratando de perder peso.

El alcohol está lleno de azúcar. La gente cree que puede tomar vino y salirse con la suya bebiendo y aún así perder peso. Mientras que el vino tinto puede ser bueno para usted en alguna capacidad, no es bueno para usted cuando está tratando de perder peso. Ningún alcohol es bueno para usted - todo contiene azúcar. Algunos de ellos contienen más azúcar que otros. Las bebidas mezcladas, como los cócteles, generalmente contienen más azúcar. La cerveza tiene un alto contenido de azúcar. El vino blanco tiene un alto contenido de azúcar. El menor contenido de azúcar que se puede obtener en el alcohol proviene de un vino tinto muy seco. Pero aún así debe evitarlo cuando esté tratando de bajar de peso.

La soda está fuera de los límites. No es nada más que un caramelo líquido. Incluso los refrescos dietéticos son malos para usted y no promueven la pérdida de peso, sino el aumento de peso. La carbonatación en la soda lleva a la adición de peso y dificulta los esfuerzos de pérdida de peso. Usted no debe tomar refrescos o gaseosas dietéticas cuando está tratando de bajar de peso.

La leche es alta en grasa y debe estar fuera de los límites. Los jugos, aunque algunos de ellos son buenos para usted, tienen un alto contenido de azúcar y están fuera de los límites cuando está a dieta para perder peso. Usted debe mirar los jugos de todos modos, ya que muchos de ellos contienen muy poco jugo de frutas y una gran cantidad de azúcar.

Las bebidas energéticas y las bebidas para deportistas también tienen un alto contenido de azúcar y deben evitarse cuando se trata de perder peso. Usted no debe beber nada más que agua y tal vez café y té negro, cuando está buscando una forma de perder peso.

Es tan importante vigilar lo que bebe como lo que come cuando está a dieta. Usted puede estar consumiendo cientos de calorías al día con lo que bebe. La razón por la que mi colega en el trabajo no podía perder peso era porque consumía más que el contenido calórico que su cuerpo necesitaba a través de su consumo de alcohol. Nunca iba a perder peso mientras siguiera bebiendo.

Para algunas personas, un simple cambio a agua de sus bebidas diarias puede hacer toda la diferencia en el mundo cuando se trata de perder peso. Conocí a una mujer que bebía mucho refresco de cola que se cambió al agua y afirmó que había perdido 30 libras en un mes sólo por hacer este simple cambio en su estilo de vida.

Si desea perder peso, no sólo debe vigilar lo que come, sino también lo que bebe. El agua, el café sin azúcar y el té sin azúcar no tienen calorías. Beba esto solamente y manténgase alejado de las llamadas bebidas dietéticas, ya que éstas prohibirán sus esfuerzos para perder peso.

Lo siento mucho... Pero realmente tienes que hacer un poco de ejercicio

Hacer dieta sin ejercicio es una completa pérdida de tiempo. ¿Recuerdas cuando hablamos de metabolismo? Se acelera cuando haces ejercicio. El ejercicio no sólo le ayudará a quemar grasa y promoverá la pérdida de peso, sino que también le hará sentirse con más energía y emocionalmente saludable. Si crees que puedes adelgazar, piénsalo de nuevo. Usted necesita hacer ejercicio para bajar de peso.

También es importante el tipo de ejercicio que usted hace. Usted necesita hacer ejercicios cardiovasculares para bajar de peso. Los ejercicios cardiovasculares hacen que su corazón

bombee y que su metabolismo funcione.
Son ejercicios como los siguientes:

- Correr
- Velocidad al caminar
- Trotar
- Entrenamiento elíptico
- Escalera con escalones
- Remo
- Salto
- Bailando

Todo esto hace que su ritmo cardíaco aumente y le ayuda a quemar calorías. Mientras que los ejercicios de tonificación y yoga son una buena manera de relajarse, los ejercicios cardiovasculares son una buena manera de obtener energía y quemar grasa. Esta es la razón por la que necesita hacerlos lo más temprano posible en el día.

Usted debe poner la alarma 15 minutos antes de lo usual y hacer ejercicio en la mañana. Usted no tiene que comprar equipo de gimnasio caro para su casa. Usted no tiene que comprar una membresía de gimnasio, aunque esto no es una mala idea. Sólo tienes que poner en marcha tu corazón por la mañana haciendo ejercicio y elevando tu metabolismo. Cuando usted combina ejercicios cardiovasculares con proteínas por la mañana, está preparando su metabolismo para quemar calorías durante el día. Simplemente añadiendo 15 minutos de ejercicios por la mañana, usted podrá despegar fácilmente 10 libras en 10 días.

Cuando usted comienza a hacer ejercicio por primera vez, puede comenzar lentamente. Nunca te esfuerces demasiado ni llegues a un punto en el que te sientas mal. Si se marea al hacer ejercicio o siente dolor, deténgase. Usted puede comenzar caminando a paso ligero o incluso trotando ligeramente en su lugar en la mañana. Cualquier pequeño ejercicio que pueda hacer y que no haga normalmente le ayudará a perder peso al aumentar su metabolismo.

No piense que se cansará de hacer ejercicio. Justo lo contrario. Usted tendrá más energía al hacer ejercicio que al no hacerlo. Esta es la razón por la que no debe hacer ejercicios cardiovasculares por la noche antes de acostarse.

Si no puede hacer ejercicio cardiovascular cuando se levanta por la mañana, debe hacerlo cuando llegue a casa por la noche. Usted debe esperar por lo menos 20 minutos después de comer para hacer ejercicio y nunca hacerlo justo antes de acostarse. Si buscas una manera de relajarte por la noche y también tonificar tus músculos, dándote una mejor forma, puedes hacer Pilates. Estos son ejercicios de estiramiento que pueden ayudar a su cuerpo a ponerse en forma mientras lo relaja al mismo tiempo. Los ejercicios de yoga también son buenos para hacer ejercicio antes de acostarse.

Correr en su lugar es una buena manera de hacer que su corazón bombee por la mañana y no requiere que usted compre ningún equipo o gaste dinero en un gimnasio. Usted puede correr en su lugar tan pronto como se levante de la cama en la mañana y luego saltar de arriba a abajo para poner en marcha su corazón. Cuanto más ejercicio haga, más fácil le resultará. Descubrirás que cada día, esto se vuelve un poco más fácil y tienes más energía. Una vez que usted entra en una rutina de ejercicio, es como una adicción. Cuanto más ejercicio haga, más fácil le resultará y más en forma se sentirá. A medida que empiece a ver resultados, querrá hacer aún más ejercicio.

El ejercicio no sólo le ayuda a perder peso, sino que también promueve la tonificación del cuerpo. A medida que usted pierde grasa, necesita hacer algo con respecto a la piel. Usted no quiere que se caiga, así que al hacer ejercicio, usted puede tonificar sus músculos y tensar su piel.

También se sentirá más saludable mentalmente cuando haga ejercicio. Muchas personas que necesitan perder peso se deprimen. Algunas personas en realidad están deprimidas, que es la razón por la que tienen sobrepeso: comen de una fuente de consuelo. El ejercicio en realidad aumenta la serotonina en el cerebro y te hace sentir mejor. Dar una caminata rápida le ayudará a sentirse más feliz. Esto se compara con los efectos de un antidepresivo.

No intente perder peso sin hacer ejercicio. Usted no tiene que hacer mucho, sólo 15 minutos al día serán suficientes para hacer un impacto en su pérdida de peso. Si combina las recomendaciones anteriores para la comida y la bebida con 15 minutos de ejercicio en un día, podrá perder fácilmente 10 libras en 10 días.

Lo importante no es sólo lo que comes, sino también cómo lo comes

No es sólo lo que usted come lo que puede hacer que aumente de peso o que no lo pierda, sino también la forma en que usted come. Mi padre, por ejemplo, se quejaba de no poder perder peso, a pesar de que nunca desayunaba o almorzaba y sólo cenaba. La razón por la que no pudo perder peso fue porque consumía todas sus calorías a la vez, al final del día, y no le daba tiempo a su metabolismo para actuar cuando se trataba de quemar calorías. Su metabolismo estaba apagado todo el día y sólo cobraba vida por la noche. Cuando pronto se apagó de nuevo cuando se fue a dormir.

Usted necesita comer tres comidas al día para perder peso, siendo el desayuno lo más importante. Es mejor consumir la mayor parte de las calorías en el desayuno que en cualquier otro momento. Esto permitirá que su cuerpo utilice el combustible que usted le da para quemar las calorías durante el día. Si usted consume calorías en la noche, no está permitiendo que el cuerpo las queme. Cuando mi padre comenzó a comer tres veces al día, comenzó a perder peso.

Además de comer tres comidas al día, debe dejar de comer antes de acostarse. Cuando usted come antes de acostarse, no sólo puede provocarle indigestión, sino que permanece en su sistema y no se quema. No debe comer nada antes de acostarse. Dese un tiempo límite y busque otra cosa que no sea comer antes de acostarse. Usted puede querer hacer un cambio en su estilo de vida haciendo yoga o estiramiento mientras ve la televisión para que no se sienta tentado a comer bocadillos. Muchas personas se sientan frente al televisor a comer bocadillos antes de acostarse, lo que contribuye en gran medida a la obesidad en nuestra sociedad.

También cuida tus porciones. Por ejemplo, nunca debe comer directamente de la bolsa de papas fritas. Aunque usted querrá evitar las papas fritas cuando esté a dieta, después de hacer dieta y bajar de peso, es posible que quiera comer papas fritas. Esto no es un gran crimen, pero deberías tener cuidado con tus porciones. Si usted vierte las papas fritas en un tazón pequeño, puede controlar sus porciones.

Recuerde el hecho de que a menudo le toma tiempo al cerebro registrarse cuando estamos llenos. Muchas personas comen por costumbre y piensan que tienen hambre, cuando en realidad no la tienen. Siempre debe esperar 20 minutos después de comer antes de volver a comer. Esto le da tiempo al cerebro para registrar el hecho de que usted está lleno.

El simple hecho de cortar las porciones por la mitad también puede ayudarle a perder peso. Con demasiada frecuencia, comemos hasta que sentimos que estamos a punto de estallar. Esto no es bueno. El secreto para mantener un peso saludable es comer hasta que ya no tenga hambre, no hasta que se sienta satisfecho. Usted nunca debe esforzarse por tener esa incómoda sensación de plenitud.

También debe comer a la misma hora todos los días. Si usted mantiene un buen horario de comidas, tendrá un mejor sistema digestivo. Las personas que comen regularmente y en un horario determinado tienden a ver que su sistema digestivo funciona de la misma manera todos los días. Esto elimina el estreñimiento que también puede causar hinchazón y aumento de peso. Usted debe defecar una vez al día y generalmente a la misma hora todos los días. Esto conduce a un buen control de peso y ayuda a perder peso. También mantiene su tracto digestivo saludable.

Mastique bien la comida. Muchas personas tienen el hábito de ingerir su comida. Usted no sólo debe hacer esto para promover la pérdida de peso, sino también para ayudar a su sistema digestivo. Los trozos grandes de comida son más difíciles de digerir que las partículas más pequeñas. También tiende a comer más cuando no mastica bien los alimentos. Masticar su comida 20 veces es un viejo truco de dieta que todavía funciona. Usted encontrará que esto le da tiempo a su estómago para señalar a su mente cuando está lleno y que no come en exceso.

Beba un vaso de agua antes de cada comida. Esto también lo hace sentir lleno y le permite comer menos. Al beber un vaso de agua antes de cada comida y masticar bien los alimentos, descubrirá que está comiendo menos y perdiendo peso. Si sólo tiene 10 libras que perder, estos dos consejos por sí solos pueden ayudar mucho en su pérdida de peso.

Perder peso no tiene por qué implicar un estilo de vida drástico o una nueva dieta. Por lo general, usted puede bajar de peso con sólo echar un vistazo a sus hábitos alimenticios y hacer algunos cambios. Asegúrese de mirar cómo come tanto como lo que come y descubrirá que esas 10 libras se desprenden fácilmente.

La importancia de tu edad

A medida que envejece, su metabolismo comienza a disminuir. Esta es la razón por la que las personas mayores a menudo se quejan de que tienen más dificultades para tratar de perder peso que las personas más jóvenes.

Las personas mayores tienen que aceptar el hecho de que no van a tener el cuerpo que tenían cuando tenían 20 años. Probablemente serán un poco más suaves cuando se trate de su peso. Pero eso no les da carta blanca para explotar como un globo.

Para saber cuál es su peso ideal, necesita saber su edad, así como su estatura y estructura ósea. Usted puede mirar cualquier tabla en el consultorio del médico para ver que su edad se correlaciona con su peso ideal, al igual que su sexo.

A medida que usted envejece, debido a que su metabolismo se está desacelerando, necesitará menos alimentos. Un error que las personas cometen cuando envejecen es que continúan consumiendo la misma cantidad de calorías que cuando eran más jóvenes. Usted necesita hacer más ejercicio y menos comida cuando crezca para mantenerse en forma.

Si usted tiene hijos, puede ser más difícil mantener el peso a medida que crezca cuando dé a luz. Es mucho más difícil para una mujer de 35 años perder peso que para una mujer de 25 años. Usted tiene que trabajar muy duro porque el metabolismo tiende a disminuir a medida que envejecemos.

Los métodos utilizados en este libro para perder 10 libras en 10 días están hechos para alguien que tiene más de 40 años. Aquellos que son más jóvenes y tienen un metabolismo más alto, pueden perder más de 10 libras en 10 días siguiendo los consejos de este libro. Si está leyendo esto y piensa que no puede perder peso porque es mayor, piénselo de nuevo. Si yo puedo hacerlo, tú también puedes. Conozco a muchas personas que han intentado este tipo de cambio de estilo de vida (no me gusta llamarlo dieta) y han perdido peso. Ya sea que usted tenga 10 libras que perder o necesite perder mucho más peso, esta dieta funcionará bien para usted, sin importar su edad.

Descubre tu peso ideal

¿Sabe cuál es su peso ideal? Puede averiguar cuánto debe pesar para su estatura, edad y sexo basándose en una tabla. Hay gráficos en línea que puede utilizar para determinar su peso ideal.

Es importante que cualquier persona que esté tratando de perder peso determine su peso ideal porque la gente a menudo tiene una visión distorsionada de lo que debe pesar. Si su ropa es ajustada y quiere bajar 10 libras, entonces puede hacerlo fácilmente en 10 días usando los consejos de este libro. Si usted tiene sobrepeso y necesita saber cuánto necesita perder para alcanzar su peso ideal, entonces puede calcular cuánto peso necesita perder para llegar a su meta.

No se desanime si necesita perder más de 10 libras. Si sigues las instrucciones de este libro, puedes perder todo el peso que quieras de una manera segura y rápida. Sin embargo, usted debe fijarse metas cuando se trata de perder peso.

En lugar de fijarse en la meta final, debe tener una meta cada semana cuando se trata de la cantidad de peso que puede perder. Usted puede perder 5 libras a la semana si trabaja en este programa. Esta es una cantidad segura de peso para perder.

Si te unes a programas como Jenny Craig o Weight Watchers, debes tener en cuenta que su objetivo es ganar dinero. Ambas organizaciones ofrecen consejería y Jenny Craig proporciona los alimentos que usted come. Pero ambos son negocios. Le dirán que debe perder 2 libras a la semana. Esto te mantiene volviendo a ellos por más tiempo del que necesitas.

La información que se encuentra en este libro combina el concepto básico de Weight Watchers (un plan de dieta muy bueno que tiene sentido) con recomendaciones de dieta, así como consejos para comer y hacer ejercicio. El objetivo de este libro es ayudarle a perder 10 libras en 10 días, pero usted puede continuar siguiendo los consejos para perder más peso si lo necesita.

Si te pones una meta a un lado cada semana y te pesas una vez por semana, alcanzarás tu meta final. Uno de los mayores errores que comete una persona que hace dieta es desanimarse y abandonar el concepto de perder peso. Esto sucede a menudo cuando alguien llega a una meseta y no puede perder más peso. Lo que necesita hacer entonces es cambiar su dieta e intentar algo nuevo para perder peso. No se desanime, ya que podrá perder el peso que desee y mantenerlo si simplemente sigue las instrucciones de este libro.

Entender su peso ideal le ayudará a sentirse más seguro en sus metas de pérdida de peso. Si tienes mucho peso que perder, este libro te ayudará a empezar tu dieta y también te dará las instrucciones que necesitas para quitarte el resto del peso. Usted no debe desanimarse si hace trampa en su dieta o si gana una libra. Simplemente empújelo hacia el pasado, donde pertenece, y siga adelante cuando intente alcanzar su peso ideal.

Conclusión: *EL poder de la mente sobre la materia*

El mayor secreto para perder peso se encuentra en su propia mente. Bajar de peso es como dejar de fumar - nadie puede obligarte a hacerlo - tienes que querer hacerlo por ti mismo. Si desea dejar de fumar, puede dejar el paquete y alejarse de él sin mirar atrás. Lo sé... yo hice esto. Lo mismo ocurre con la pérdida de peso.

Tu mente es más poderosa que cualquier otra cosa. Si desea perder peso, puede hacerlo usted mismo. La pérdida de peso no puede deberse a una sugerencia de un médico o de otra persona - todo depende de usted. Una de las razones por las que organizaciones como Weight Watchers son tan populares es que obligan a alguien a asumir la responsabilidad de su peso. Al ir a las reuniones y ser pesado, se siente la obligación de perder peso. Usted puede darse el mismo sentido de obligación y ahorrar dinero y tiempo poniendo la mente por encima de la materia.

En pocas palabras, su deseo de querer perder peso tiene que exceder su deseo de comer alimentos y beber bebidas que son malas para usted. Usted tiene que querer perder peso más de lo que quiere comer. Si tienes esta mentalidad, puedes lograr cualquier cosa.

Una manera de motivarse es mirar las prendas de vestir. Mi motivación era ponerme mis "jeans delgados" y "shorts delgados". Esta era la zanahoria que colgaba delante de mí para mantenerme en el buen camino y perder el peso que había perdido.

Cada vez que pensaba en comer algo que era malo para mí, como una chocolatina, por ejemplo, tenía que pensar en esos pantalones cortos. El deseo de perder peso superó el deseo de comer dulces. Fue difícil para mí (y probablemente para la mayoría de la gente) porque vivo en una casa con dos niños flacos a los que les gustan las galletas Oreo y otras cosas que a mí también me gusta comer. No podía ponerlos a dieta también al deshacerme de todo lo que era tentador en la casa, así que tuve que hacerlo solo.

Sin embargo, si usted vive con otras personas que tienen sobrepeso, puede considerar ayudar a toda la familia a ponerse al día cuando se trata de comer los alimentos correctos. Eliminar algunos de los alimentos que su familia come no sólo le ayudará con sus metas de pérdida

de peso, sino también con ellas. Esto
puede ser un ideal saludable para toda la
familia.

Si usted vive solo, es más fácil renunciar
a algunas de las golosinas que pueden
tentarlo con su dieta. Usted puede
simplemente elegir no comprarlos.
Cuando no están en la casa, no se tiene la
tentación de comerlos. O beberlas.

Usted debe mantener su motivación
positiva en lugar de negativa. En lugar de
pensar en cómo no encajas en tu ropa,
piensa en lo bien que te verás cuando
encajes en tu ropa. Esta actitud positiva
le ayudará a mantenerse en su meta y
hace maravillas cuando se trata de perder
peso.

Al seguir los consejos de este libro,
usted puede perder peso. Usted no tiene

que comprar ningún alimento especial. Usted no tiene que inscribirse en un gimnasio. Usted no tiene que comprar bebidas caras o tomar pastillas para adelgazar. Sólo necesitas entender cómo funciona tu cuerpo, qué debes comer y qué no debes comer y hacer algo de ejercicio. Este es un consejo simple, pero funciona a la perfección cuando se trata de perder peso. Por encima de todo, usted necesita permanecer positivo, no darse por vencido si se le ocurre comer una galleta, y mantener el deseo de ser su peso ideal por encima del deseo de comer.

Ahora sí, te deseo lo mejor en tus resultados, y recuerda, todo es práctica; no te sirve de nada la teoría sin acción. Lleva a la vida real todo lo que aprendes.

Un fuerte abrazo, tu amiga, Jessy!

www.ingramcontent.com/pod-product-compliance
Lightning Source LLC
Chambersburg PA
CBHW061515250726
48657CB00005B/1888